Docteur H. CHRESTIA

Contribution à l'Etude de L'Urétérocystostomie

TOULOUSE
E.-H. GUITARD, LIBRAIRE-ÉDITEUR
7, Rue Ozenne, 7

1921

Docteur H. CHRESTIA

Contribution à l'Etude

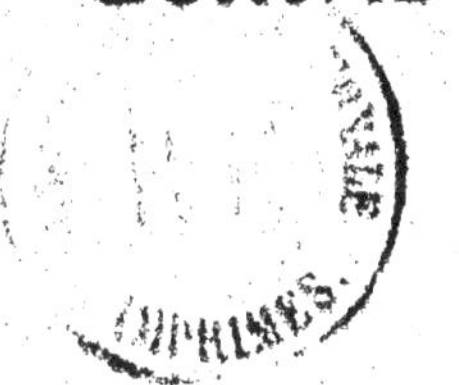

de

L'Urétérocystostomie

TOULOUSE
E.-H. GUITARD, LIBRAIRE-ÉDITEUR
7, Rue Ozenne, 7

1921

A LA MÉMOIRE DE MES PARENTS

A MA SŒUR

q. i fut pour moi une second mère.

A MON FRÈRE

A MON BEAU-FRÈRE

A MES AMIS

A M. LE PROFESSEUR BARDIER

PROFESSEUR DE PATHOLOGIE EXPÉRIMENTALE

qui nous a fait l'honneur de présider notre thèse.

A M. LE PROFESSEUR BAYLAC

CHEVALIER DE LA LÉGION D'HONNEUR

MÉDECIN EN CHEF DES HOPITAUX

Hommage de reconnaissance.

A M. LE PROFESSEUR DUCUING

PROFESSEUR AGRÉGÉ A LA FACULTÉ DE MÉDECINE

CHIRURGIEN DES HOPITAUX

qui nous a inspiré l'idée de ce travail, en hommage de notre sincère reconnaissance.

INTRODUCTION

On peut être amené, au cours de certaines opérations sur la vessie et les organes génitaux, à sectionner ou à réséquer l'uretère ; on peut accidentellement léser cet organe dans toute opération pelvienne. Lorsque la section ou la résection portent sur les derniers centimètres du conduit deux opérations sont en présence pour le réparer.

1° L'anastomose urétéro-urétérale ;

2° L'implantation de l'uretère dans la vessie.

La première opération est difficile à exécuter. C'est déjà une critique qu'on peut lui adresser, mais le plus grand reproche que l'on peut faire à l'urétéro-anastomose c'est qu'elle laisse après elle un uretère toujours imperméable. Legueu déclare qu'il ne connait pas trois anastomoses urétro-urétrales avec perméabilité du conduit.

La deuxième opération par contre donne au point de vue fonctionnel d'excellents résultats, mais elle reste aussi une opération d'une exécution délicate. Les procédés sont excessivement nombreux.

M. le professeur agrégé Ducuing nous donne un procédé simple, rapide que nous proposons de substituer à l'opération délicate et relativement longue que représente l'implantation classique de l'uretère dans la vessie.

CHAPITRE PREMIER

HISTORIQUE

Poggi, en 1887, eut le premier l'idée d'implanter les uretères sectionnés dans la vessie ; chez les chiens opérés la bouche anastomotique se rétrécit et il se développe des phénomènes de rétention rénale.

En 1888, de Paoli et Busachi réussirent deux fois (sur quatre chiens) l'urétérocystostomie. De Paoli et Busachi ont pratiqué l'examen histologique de la greffe et ont constaté les particularités suivantes : « Les sections de la greffe ont été conduites suivant l'axe longitudinal. Le calibre est normal : la muqueuse est soudée avec celle de la vessie. La tunique musculaire de l'uretère pénètre dans la paroi vésicale mais il n'y a pas communication directe entre ses faisceaux et ceux de la vessie dont ils sont toujours séparés par une couche, souvent mince, de tissu conjonctif. »

En 1894, Budinger, cherche à imiter l'abouchement naturel de l'uretère à la vessie. Après avoir fait l'implantation de l'uretère dans la vessie, il plonge, sur une longueur de plusieurs centimètres, l'uretère dans un repli des parois vésicales qu'il suture au-dessus de lui. Il crée ainsi à l'uretère un trajet intra-pariétal.

Vers la même époque, Van Hook, essaye l'abouchement bilatéral des uretères dans la vessie. Il échoue.

Boari, en 1895, a l'idée de faire construire un bouton spécial pour anastomoser l'uretère à la vessie. Les expériences sur le chien ayant réussi il ne tarde pas à avoir également des succès cliniques.

Nous aurons ultérieurement l'occasion de décrire le bouton de Boari.

Plus tard, des expériences d'urétérocystostomie ont été faites sur le chien à l'aide d'un tube-bouton résorbable au magnésium. Ce bouton a été imaginé par Baldassari.

Kelly, en 1900 a étudié un procédé d'urétéroanastomose, applicable également à l'urétérocystostomie, à l'aide d'un stylet rond en forme de marteau qui permet de soutenir les portions d'uretère et de paroi vésicale pendant l'anastomose. On fait ainsi les sutures sur un plan solide que l'on enlève immédiatement après.

En 1903, Chatelain a cherché comme Budinger, comme Van Hook, à donner une technique rapide d'urétérocystostomie chez le chien et par suite applicable à l'homme. La technique se rapproche d'ailleurs beaucoup de celle de Budinger. Après laparotomie et incision du péritoire postérieur, on sectionne l'uretère au ras de la vessie. On met quatre fils de suture disposés en croix sur le bout central. On incise la musculeuse de la vessie obliquement en bas, en arriere et en dehors. Rapprochement de l'uretère de la muqueuse vésicale où il est fixé. On le couche ensuite dans le petit lit musculeux préparé et on place cinq points à la Lembert intéressant seulement son adventice.

Franz (de Halle), en 1903, fait quatre experiences sur le chien. L'implantation en ellemême réussit, mais l'auteur, dans trois cas, a été étonné de l'hydronéphrose plus ou moins prononcée, du rein correspondant à l'uretère implanté. Il ne se l'explique pas, car un stylet pouvait être introduit au niveau de l'abouchement.

La technique se perfectionne ensuite grâce à l'introduction dans l'uretère d'une fine sonde qui sert de soutien, facilite la suture et assure un meilleur drainage ultérieur. C'est la technique classique.

En 1907, Ricard perfectionne cette technique par un procédé simple, rapide et sans sonde sur lequel nous aurons lieu de revenir.

Le procédé de notre maitre, le professeur agrégé Duening, est un procédé qui se rapproche du précédent, mais il apporte des modifications importantes sur lesquelles nous reviendrons.

CHAPITRE II

DESCRIPTION DES PROCÉDÉS D'URÉTÉROCYSTOSTOMIE

L'urétérocystostomie peut être pratiquée par différentes voies qui sont : la transpéritonéale, l'abdominale extrapéritonéale, la transvésicale, la vaginale et la sacrée. Les voies les plus simples sont la transpéritonéale ou extrapéritonéale.

Certains auteurs se sont servis de cette distinction pour classer les différents procédés d'urétérocystostomie.

Nous les grouperons de la façon suivante : les procédés avec suture, les procédés avec boutons anastomotiques.

Nous décrirons d'abord un procédé classique avec suture, nous décrirons ensuite un procédé avec bouton anastomotique ; nous donnerons après la description du procédé de Ricard qui rentre dans la catégorie des procédés à suture. Après avoir fait la critique de ces divers procédés nous décrirons celui auquel nous donnons notre préférence, le procédé de notre maître le professeur agrégé Ducuing.

I. — *Procédé avec suture. — Procédé intrapéritonéal*

Procédé de Bazy. — Suture directe à la soie sur une sonde urétérale à demeure.

Voici, résumé, en quoi consiste ce procédé :

Laparotomie. — On recherche alors l'uretère et on incise ce dernier après avoir évacué par ponction toute l'urine contenue dans le bout supérieur s'il y a dilatation ou poche. On fait alors une ouverture dans la vessie en un point voisin de l'extrémité inférieure de l'uretère. Introduction d'une sonde de Nélaton (n° 13) dans l'uretère, et d'une deuxième sonde dans la vessie. Bazy, qui n'a jamais cessé de se servir de sonde urétérale qu'il laisse même à demeure pendant quatre jours, reconnait à cette dernière plusieurs avantages. Tout d'abord elle sert à éliminer l'urine au cours de l'opération puis, nous dit-il, la sonde rend la pose des sutures plus facile et les sutures sont protégées contre le contact irritant de l'urine. Bazy termine en anastomosant l'uretère à la vessie, muqueuse à muqueuse par des points à la soie. Il consolide le tout par deux ou trois étages de sutures.

Critique du procédé. — Les urétérocystosto

mies au moyen de sutures sont laborieuses, difficiles et donnent des résultats incertains.

Le contact de la sonde à demeure présente des inconvénients ; c'est un danger de plus d'infection et d'irritabilité ; il empêche la réunion *per primam*.

Les sutures ne sont pas toujours bien protégées contre le contact de l'urine.

II. — *Procédé avec boutons anastomotiques*

Procédé de Boari. — Procédé intrapéritonéal. — Le bouton de Boari a une hauteur totale d'environ un centimètre et demi ; il se compose de deux plaques courbes de 13 millimètres de diamètre. Quand il est en place, ces deux plaques sont écartées par un ressort enroulé autour de la tige qui relie les deux plateaux. On peut amener les deux plateaux en contact, en appuyant sur le ressort, et ce dernier est maintenu comprimé au moyen d'un stylet. On choisit un bouton adapté au calibre de l'uretère, qui est dilatable ; on invagine l'extrémité de l'uretère sur le tube et on la fixe par un nœud de soie fine. On abaisse le plateau mobile jusqu'à ce qu'il touche le plateau sous-jacent et on introduit un stylet d'acier par le trou que présente le tube ; ce stylet sert à comprimer le ressort et à soutenir le bouton.

Avec une fine aiguille intestinale, enfilée avec du catgut ou de la soie fine, on circonscrit, sur la paroi vésicale, le point où devra se faire la greffe, avec une ligne ovalaire de suture continue. Dans l'aire ainsi circonscrite on fait une incision longitudinale assez longue pour laisser passer la partie renflée du bouton. L'opérateur serre les deux bouts du fil dans un nœud, de manière à appliquer toute la ligne de suture contre le tube central du bouton. On enlève alors le stylet pendant qu'avec un nœud on serre les tissus autour du bouton. Le ressort du bouton, par son élasticité, met en contact les deux parois de l'uretère et de la vessie.

Pour rendre la suture plus solide, on peut ne comprendre dans la suture en bourse que la muqueuse vésicale et rabattre ensuite sur la greffe deux lambeaux, formés par la musculeuse de la vessie, dans l'étendue de deux centimètres audessus de l'uretère.

Le bouton est retiré vers le dixième ou douzième jour ; lorsqu'il tombe dans la vessie, soit en le prenant avec une pince, après dilatation de l'urètre, soit en le tirant sur un fil de soie qu'on peut lier à la base du bouton et faire sortir par l'urètre au moment de l'opération, en profitant de la plaie vésicale.

Critique de la méthode. — Nous rejetons tous les procédés à boutons qui ont été surtout employés par les chirurgiens italiens et cela pour plusieurs raisons.

Tout d'abord, ce corps étranger peut nécroser la portion urétérale qui le recouvre. Nous savons que pour parer à cet accident, auquel ils ont songé, ces auteurs ont arrondi en bourrelet les points qui sont directement en contact avec l'uretère.

Le bouton libéré, après être tombé dans la vessie, doit être retiré. Il s'ensuit qu'il faut faire une dilatation de l'urètre à l'aide d'une bougie d'Hégar, ou bien il faut chloroformer de nouveau la malade ou tout au moins l'anesthésier au chlorure d'éthyle pour enlever le bouton à l'aide d'une pince.

Ce procédé est naturellement inapplicable chez l'homme.

Cette méthode ne garantit pas contre l'infiltration urineuse au point de la greffe.

Enfin et c'est un gros reproche que nous ferons à ces procédés, ils n'empêchent pas les sutures. En effet, tous les chirurgiens qui ont employé ces méthodes ont consolidé l'anastomose à l'aide de suture soit à la soie, soit au catgut.

III. — *Procédé de Ricard*

En 1907, Ricard trouve un procédé que l'on peut faire rentrer dans la catégorie des procédés avec sutures mais qui apporte des modifications intéressantes.

Description du procédé. — Il comprend cinq temps.

Premier temps. — Laparatomie médiane. — Recherche de l'uretère, après incision du péritoine pré-urétéral. (Ce temps n'existe pas lorsqu'on intervient au cours d'une opération gynécologique.)

Deuxième temps. — Libération du bout supérieur de l'uretère. Fente longitudinale de quelques millimètres et retournement de la muqueuse comme une manche d'habit et fixation de la muqueuse, ainsi retournée, à l'adventice par deux points de catgut fin.

Troisième temps. — Ouverture de la vessie et passage de l'uretère à travers la fente vésicale, de manière à faire pénétrer dans la vessie environ deux centimètres d'uretère.

A la fin de ce temps, l'uretère, dont la muqueuse a été retournée, est donc libre dans la cavité vésicale à la façon d'un battant de cloche.

Quatrième temps. — Avec le catgut 0 et des aiguilles intestinales, on fait une suture circulaire, à points séparés et non perforants, unissant le pourtour de la fente vésicale à l'uretère. Un second étage de sutures, placé à un centimètre environ du premier, augmente le contact vésico-urétéral.

Cinquième temps. — **Fixation de la vessie au péritoine pelvien.**

Critique de la méthode. — Ce procédé est assez simple et rapide ; il n'introduit aucune sonde ou cathéter ni dans la vessie, ni dans l'uretère ; c'est un danger d'infection ou d'irratibilité en moins ; en outre il donne beaucoup de garanties en ce qui concerne l'abouchement de l'uretère ; le retournment de la muqueuse assure la perméabilité immédiate de l'uretère ; la partie intravésicale de l'uretère met à l'abri des sténoses ; l'emploi des points de sutures non perforants donne une étanchéité parfaite. Les résultats immédiats de ce procédé sont excellents ; mais il n'en est pas de même des résultats éloignés et il y a lieu de faire des réserves sur le fonctionnement ultérieur de la nouvelle bouche. En effet, dans nombre de cas, l'imperméabilité de l'uretère anastomosé a été constatée un an environ après l'opération, alors que le résultat avait été considéré comme bon dans les semaines qui avaient suivi l'intervention. Lutaud signale le cas d'une malade suivie pendant trois ans. Au bout de six mois la perméabilité était parfaite ; au bout d'un an, elle n'existait plus ; au bout de trois ans, le cathétérisme n'a pas été possible, mais cependant on voyait sourdre un peu de liquide par l'uretère, mais d'une façon intermittente et nettement insuffisante.

IV. — *Procédé de M. le professeur agrégé Ducuing.*

M. Ducuing a eu l'occasion de réaliser deux fois expérimentalement sur la chienne et 2 fois au cours d'opérations abdominales chez la femme une implantation urétéro-vésicale excessivement simple dont voici la technique résumée :

1° Libération de l'uretère dans ses derniers centimètres au-dessus de la section ou de la résection ;

2° Fixation de l'uretère à 3 centimètres de son bout libre sur le bas-fond vésical par un point ne perforant totalement ni sa paroi ni la paroi vésicale ;

3° Introduction par l'urètre dans la vessie d'une pince de Kocher de longue dimension et perforation de la paroi vésicale de dedans en dehors aux abords de l'orifice de l'uretère sectionné et à deux centimètres et demi environ du point où est fixé le bout libre de l'uretère.

4° Prise délicate de ce bout par les tissus périurétéraux et traction à l'intérieur de la vessie dans laquelle il passe à frottement doux et dans laquelle il dépasse d'un demi centimètre environ puisque la partie libre de l'uretère déjà fixé par un point mesure trois centimètres ;

5° Fixation et enfouissement pariétal de l'u-

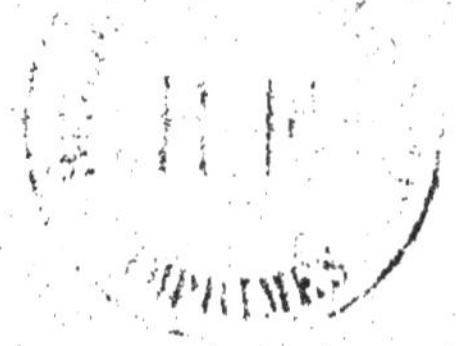

retère par 5 ou 6 points non perforants prenant la paroi vésicale de part et d'autre du conduit et l'uretère lui-même par les tissus péri-urétéraux.

L'uretère est abandonné à ce moment et la pince retirée de la vessie. (Fig. 1, 2 et 3.)

Critique. — Si nous comparons ce procédé aux autres nous constatons que les procédés précédents sont pour la plus part compliqués, longs, difficiles à exécuter.

Le procédé de Ricard qui ressemble à celui de M. Ducuing est simple et donne d'excellents résultats immédiats ; mais Lutaud qui en fait la critique dans sa thèse nous dit : « Les résultats fonctionnels, à distance, sont douteux, dans l'immense majorité des cas, sans qu'on puisse expliquer cet état de chose si ce n'est par une lésion secondaire des parois du conduit, sténose par tissu conjonctif ou urétérite légère car dans la majorité des cas, les malades se portent bien et rien n'attire l'attention du côté du rein ni du côté de la vessie ; dans quelques cas, il nous a été permis de constater une guérison parfaite, mais l'imperméabilité de l'uretère. Il semble donc dans ces cas, qu'il y ait eu, dans la suite, sténose du conduit et atrophie rénale. »

La méthode de M. Ducuing est excessivement simple ; elle est réalisable en quelques minutes ; elle donne à tout coup un uretère perméable ce que nous avons contrôlé sur deux chiennes opérées et sur une de nos deux malades.

Le bout de l'uretère long d'un demi centimè-environ dépassant à l'intérieur de la vessie s'atrophie rapidement au point que deux mois après l'intervention on n'en retrouve plus la trace et son orifice ressemble en tout point à l'orifice urétéral normal ; il se cathétérise avec la plus grande facilité.

Cet uretère présente un espèce de sphincter constitué par l'écartement sans section des fibres musculaires vésicales ; il a aussi un trajet pariétal, long de deux centimètres environ.

Nous préférons ce procédé à celui de Ricard parce qu'il est plus simple, plus rapide, et d'une technique plus sûre.

Nous estimons, en effet. que 1° le retournement de la muqueuse du bout supérieur de l'uretère est une manœuvre inutile puisque ce bout de l'uretère dépassant dans la vessie s'atrophie rapidement comme le prouvent nos observations; elle allonge inutilement et rend délicate l'opération ; 2° l'ouverture de la vessie au bistouri donne une brèche défectueuse ; ell ne laisse pas après elle un sphincter aussi net que par pénétration pure à la pince.

CHAPITRE III

OBSERVATIONS

M. le Professeur agrégé Ducuing a eu l'occasion de réaliser deux fois expérimentalement sur la chienne et deux fois au cours d'opérations abdominales chez la femme, une implantation urétéro-vésicale selon le procédé décrit.

OBSERVATION PREMIÈRE

Mme J. C., 51 ans, réglée à 13 ans ; pas de grossesse, pas de fausse couche, les règles durent 4 jours jusqu'à 31 ans. A un moment, les règles deviennent plus abondantes et de plus longue durée : 6 à 8 jours. A 41 ans, elle présente des troubles urinaires, pollakiurie, diurèse, une crise de rétention qui dure quelques heures.

La malade est examinée à Montpellier où on lui propose une hystérectomie, mais elle ne renonce pas à avoir des enfants, et on pratique une myomectomie.

Opération pénible : Plusieurs noyaux sont extirpés, 1.500 grammes en tout. Les suites opératoires

TECHNIQUE

Figure 1

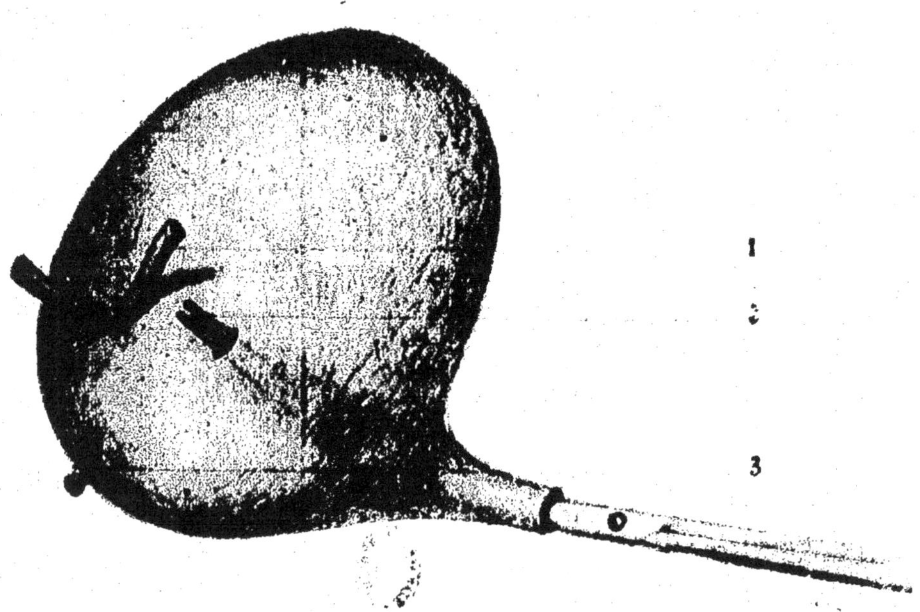

1. Bout inférieur de l'uretère fixé sur la face postérieure de la vessie par un ou deux points non perforants.

2. Bec de la pince introduite par l'uretère. La pince a perforé la paroi vésicale et s'apprête à saisir l'uretère.

3. Uretère normal sectionné et lié.

Figure 2

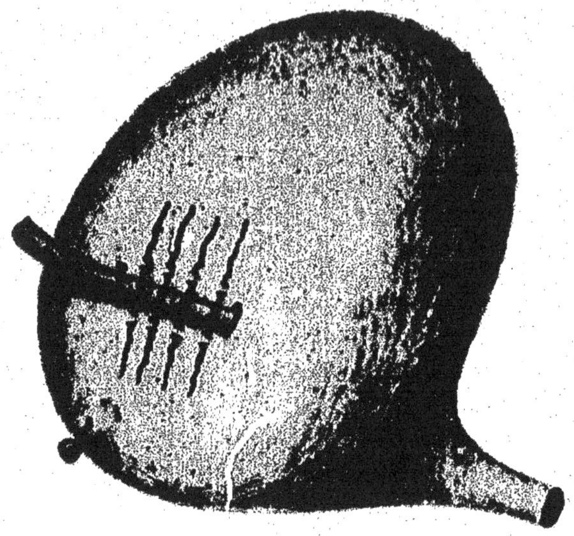

L'uretère a été attiré dans la vessie ; 4 points prenant largement la vessie et les tissus périurétéraux sont prêts à être serrés.

Figure 3

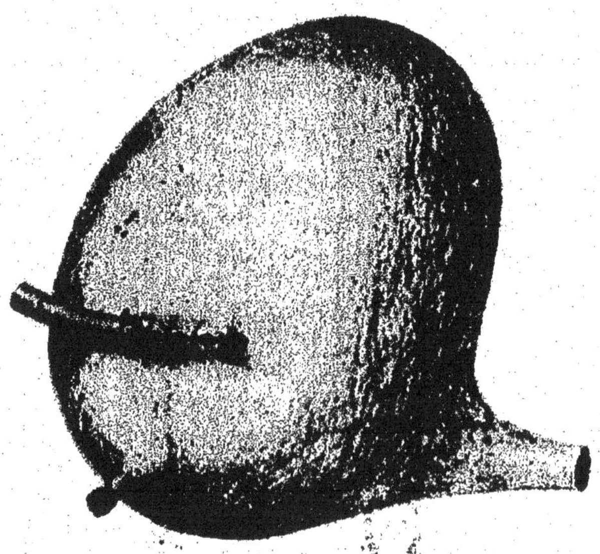

Opération terminée. L'uretère est recouvert par les parois vésicales et présente dès lors un trajet intra-pariétal.

sont très pénibles. Vomissements, péritonite pelvienne.

Pendant 10 ans, jusqu'à l'âge de 50 ans, elle présente une santé à peu près normale. Les règles sont toujours prolongées : durée de 8 jours.

En janvier 1920, apparaissent des hémorragies, on la traite à la radiothérapie. On échoue.

Examen de novembre 1920 : Au palper, on constate un gros utérus dépassant de 4 travers de doigts la symphyse pubienne : sonorité antérieure.

Au toucher, on trouve le col normal, un gros utérus fibromateux comme les deux poings, immobile ; dans le cul-de-sac latéral droit et flanqué contre l'utérus une masse fibromateuse du ligament large, de la grosseur d'une orange.

Auscultation : Cœur et poumons normaux. L'analyse d'urine décèle quelques traces d'albumine.

Opérée le 24 novembre 1920.

Rachianesthésie à la stovaïne.

Intervention très difficile ; adhérences intestinales au fibrome, déchirure de l'intestin grêle, suture.

Hystérectomie subtotale de gauche à droite, on entre dans le ligament large droit pour extirper la masse fibromateuse incluse.

Section accidentelle de l'uretère, à 4 centimètres de l'abouchement vesical, fermeture du segment vésical ; urétéro-cystostomie suivant le procédé décrit. Fermeture sans drainage, sonde à demeure dans la vessie.

Les suites opératoires sont absolument parfaites. Lever le 15e jour.

La malade revue 7 mois après présente un état général et local parfait.

Examen cystoscopique : Le bas-fond vésical est normal ; le cathétérisme de l'orifice urétéral droit échoue ; on butte immédiatement, on a 1 demi-centimètre de pénétration à peine.

L'exploration permet au bout d'un moment de reconnaître au-dessus du trigone et en dehors le nouvel orifice urétéral.

On cherchait un fragment d'uretère saillant à l'intérieur de la vessie ; il n'existait qu'un orifice correct et de forme presque normaux, punctiforme cependant; l'écoulement de l'urine se fait normalement.

OBSERVATION II

Fistule vésico-vaginale, suture, urétérocystostomie

M. R..., 28 ans, femme de chambre. Entre à la maternité. le 17 août 1920.

Accouchement le 15 septembre.

Application de forceps ; abaissement pénible, la tête est difficilement dégagée et reste alors plaquée à la vulve.

L'engagement de l'épaule antérieure exige de fortes tractions.

On constate un nœud serré du cordon qui paraît expliquer la mort brusque du fœtus. Délivrance normale.

A ce moment, le fond de l'utérus atteint l'ombilic ; comme le cathétérisme avait été impossible avant l'application du forceps, on le pratique à ce moment, mais pas d'urine, la sonde paraît ne pas suivre la direction normale de l'urètre. Le toucher permet alors de constater que l'extrémité de la sonde se trouve dans le vagin.

L'examen du vagin avec l'aide des valves, permet de constater qu'il existe une déchirure de la vessie, de la paroi antérieure du vagin, du cul-de-sac et de la lèvre antérieure du col ; elle est située sur la ligne médiane, commence environ à la partie moyenne du vagin, mais il est difficile d'apprécier jusqu'où elle remonte.

Dans les jours qui suivent, la femme fait des poussées de température, le ventre est ballonné, elle a quelques vomissements, le pouls est un peu accéléré.

Progressivement, l'état de la malade s'améliore.

Le 11 octobre, rachi-anesthésie à la novocaïne, stovaïne.

Laparotomie médiane, libération des adhérences intestinales à la face postérieure de la vessie. Décollement vésico-utérin, on voit alors l'uretère gauche sur le bord de la plaie qui mesure 4 cent. de diamètre. On fait la section de l'uretère gauche au ras de la vessie : avivement des bords de la fistule ; suture de la fistule incomplète parce qu'il y a une trop grande perte de substance et de la péricystite. Ce temps opératoire fut excessivement pénible et long.

Réimplantation de l'uretère gauche suivant le procédé décrit ; ce temps ne demanda pas plus de 3 ou 4 minutes. Drainage hypogastrique à la sonde, drainage par l'urètre.

Les suites opératoires ont été mauvaises en ce sens que la malade fit une longue suppuration péri-vésicale. Celle-ci se tarit progressivement à la longue. La fistule vésico-vaginale ne fut d'ailleurs qu'incomplètement fermée.

La malade fut ultérieurement envoyée à La Grave et quitta l'Hospice sans qu'il nous fut possible de la revoir.

Bien que cette observation soit incomplète, en ce sens que la cystoscopie ne put être faite, nous la présentons cependant, car elle montre l'avantage que nous avons pu retirer de la suture de l'uretère et elle montre aussi avec quelle facilité fut exécutée l'implantation urétéro-vésicale.

EXPÉRIMENTATION

OBSERVATION PREMIERE

Opérateur : professeur agrégé Ducuing.
Aide : professeur Sendrail (1).

Anesthésie à l'éther par un élève de l'école vétérinaire

Chienne de 12 kilogrammes environ.

Laparotomie sus-pubienne médiane, découverte de l'uretère gauche : section à 1 centimètre de la vessie, ligature du segment distal.

Réimplantation du segment supérieur par le procédé décrit.

Durée de l'opération, 10 minutes.

Les suites opératoires sont très bonnes, cependant

---

(1) M. le professeur Ducuing nous charge de remercier ici M. le professeur Sendrail de sa précieuse collaboration.

EXPÉRIMENTATION

Figure 1

Vessie de chienne vue de profil distendue par l'eau (obs. I)

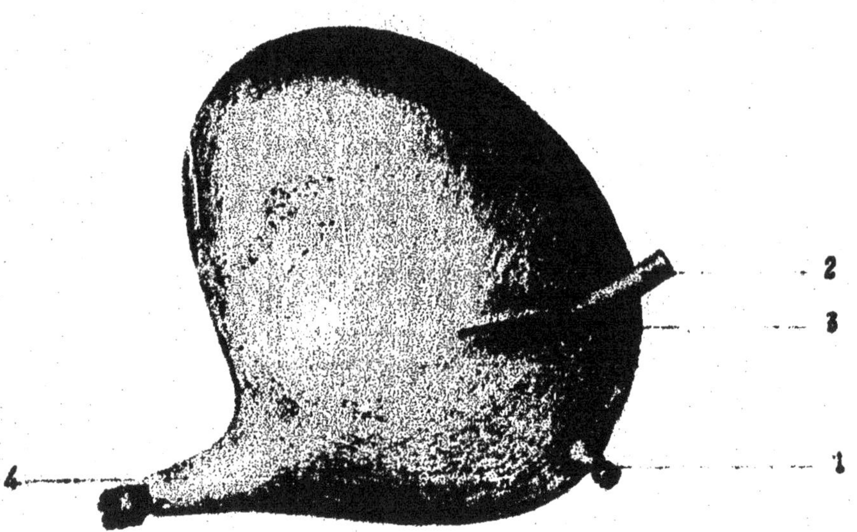

1. Uretère sectionné et ligaturé.
2. Segment inférieur de l'uretère implanté.
3. Trajet intrapariétal et cicatrice de la suture pariétale sur l'uretère.
4. Uretère ligaturé.

Figure 2

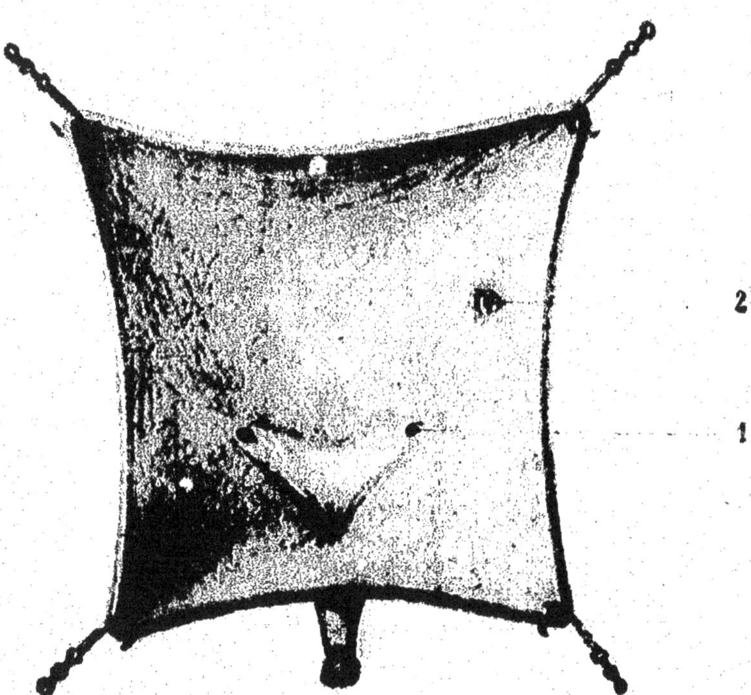

Même vessie qu'à la figure précédente (vue intérieure)

1. Orifice urétéral ancien.
2. Orifice urétéral nouveau.

l'élève qui soigne la bête constate qu'un abcès s'est développé sur la cicatrice. Il y aurait eu quelques gouttes d'urines échappées par la plaie opératoire a l'ouverture de l'abcès. Ce fait difficile à constater ne se serait pas reproduit.

La chienne est sacrifiée au gaz d'éclairage 1 mois 1/2 après.

On fait une laparotomie médiane. on ne constate aucune trace de péritonite. Exérese en bloc des deux reins, des uretères et de la vessie.

Aspect extérieur : Reins, rien de spécial. Uretères normaux. Vessie normale.

L'abouchement de l'uretère sur la vessie paraît parfaitement correct.

On voit la cicatrice qui traduit le rapprochement des parois vésicales sur l'uretère et l'on sent au doigt le trajet intra-pariétal de ce dernier (figure 1).

La vessie est remplie d'eau ; rien ne remonte sous tension dans les uretères.

La vessie est ouverte (figure 2). On voit au-dessus et un peu en dehors de l'orifice urétéral gauche imperméable un second orifice de forme normale et parfaitement perméable.

Cet orifice est à fleur de muqueuse. Rien ne dépasse du fragment primitif introduit dans la vessie.

Le rein de ce côté est parfaitement normal à la coupe : l'uretère non distendu. (Pièces présentées a la Société de Chirurgie de Toulouse, avril 1921).

(Voir fig. 1 et 2).

OBSERVATION II

Chienne de 10 kilogrammes environ.

Laparatomie sus-pubienne médiane.

Recherche de l'uretère gauche : section à 1 centimetre environ de la vessie ; ligature du segment inférieur.

Réimplantation du segment supérieur par le procédé décrit. Durée de l'opération, 12 minutes. Les suites opératoires sont excellentes.

La chienne est sacrifiée au gaz d'éclairage 1 mois et demi après.

Laparotomie médiane : Aucune trace de péritonite. Exérèse en bloc des 2 reins, des ureteres et de la vessie.

A l'aspect extérieur, les reins, les uretères, la vessie, paraissent normaux.

L'abouchement de l'uretère gauche sur la vessie parait parfaitement correct. On voit la cicatrice qui traduit le rapprochement des parois vésicales sur l'uretère et l'on sent au doigt le trajet intra-pariétal de ce dernier. La vessie étant remplie d'eau, rien ne remonte sous tension dans les uretères.

La vessie est ouverte. On voit au-dessus et un peu en dehors de l'orifice urétéral gauche imperméable un second orifice de forme normale et parfaitement perméable à la sonde, avec un trajet pariétal de 1 centimètre environ.

Cet orifice est à fleur de muqueuse. Rien ne dépasse du fragment primitif introduit dans la vessie.

Le rein gauche est parfaitement normal à la coupe; l'uretere non distendu.

CHAPITRE IV

INDICATIONS DE L'URÉTÉROCYSTOSTOMIE

Voyons maintenant quelles sont à l'heure actuelle, les indications opératoires de l'urétérocystostomie.

Nos recherches bibliographiques nous ont montré que l'urétérocystostomie a été faite :

1° Dans le traitement des fistules uretéro-vaginales et uretéro-cervicales ;

2° Dans les traumatismes de l'uretère ;

3° Dans les cas de cancer de l'utérus ou de ses annexes ;

5° Dans d'autres affections de l'uretère ou de la vessie.

I. — *Urétéro-cystostomie dans le traitement des fistules urétéro-vaginales et urétéro-cervicales.*

Les fistules uretéro-cervicales sont très rares. Ces fistules reconnaissent les mêmes causes que les fistules uretéro-vaginales.

Les fistules uretérales sont dues non seulement à des blessures de l'urtère au cours d'opérations, mais encore et cela assez fréquemment à des accouchements difficiles.

Les traumatismes de l'uretère d'origine chirurgicale ou obstétricale siègent le plus souvent près de la vessie, à une distance de 2 à 4 centimètres en amont de l'embouchure intra-vésicale de l'uretère; les fistules qui en résultent nous intéressent donc tout particulièrement.

Nous n'avons pas à entrer dans l'étude générales d'ailleurs très compliquée de ces fistules. Bornons-nous à dire que ces fistules sont ou totales, avec séparation complète du bout périphérique de l'uretère et interruption complète du cours urinaire du côté de la vessie, ou seulement partielles avec persistance plus ou moins conservée du passage de l'urine dans le bout inférieur du conduit uretéral.

Tous les procédés qui ont été employés. se ramènent à deux méthodes principales comme l'a très bien indiqué Forgue :

1° Les méthodes d'oblitération directe ;

2° Les méthodes de greffe uretérale par nouvel abouchement dans la vessie.

L'oblitération directe a été pratiquée par la voie vaginale.

On a même pratiqué la cure de la fistule au moyen de la greffe, par cette voie vaginale.

Mais là, que de difficultés ! On agit au fond

d'un puits, sur des tissus cicatriciels, qui empêchent d'abaisser le bout central de l'uretère, et souvent le chirurgien a été obligé d'abandonner l'opération de greffe tentée par cette voie. Elle est donc à rejeter, sauf pour l'oblitération directe et celle-ci a donné encorede nombreux insuccès. La voie abdominale intrapéritonéale a été le plus souvent utilisée. La cavité abdominale ouverte on a avantage à découvrir l'uretère un peu haut, parce que, à mesure qu'on approche de sa partie inférieure, il s'englobe dans le tissu cicatriciel de la fistule. Une fois trouvé vers les vaisseaux iliapus, par exemple, on le suivra jusqu'au point où il commence à s'enfouir dans le tissu cicatriciel.

A cet endroit, on le coupe entre deux ligatures et on détruit la lumière du bout vésical au thermo-cautère. On revient ensuite au bout supérieur, on le recoupe au-dessus de sa ligature pour le vider de son contenu sur un tampon bien isolé qu'on jette ensuite.

Il reste alors à choisir le point de la paroi vésicale le plus propre pour l'anastomose et on pratique l'uretéro-cystostomie.

II. — *Uretéro-cystostomie dans le traitement des traumatismes de l'uretère*

Les traumastismes de l'uretère se résument dans les plaies accidentelles ou chirurgicales (section, arrachement, plaies par projectiles, etc...

En effet, les ruptures par contusion abdominale, sans plaie extérieure, sont extrêmement rares.

Les plaies accidentelles, ou par traumatisme de guerre, intéressent fréquemment en même temps, d'autres organes du bassin, en particulier la vessie et le rectum. Quant aux plaies chirurgicales, elles sont bien connues en gynécologie. Les interventions vaginales fournissent une riche contribution à ces lésions. Autrefois, c'était l'hystérectomie vaginale dans laquelle l'uretère était blessé par les ciseaux du chirurgien ou étreint par une pince à demeure et nécrosé par la suite.

C'était encore la colpoltomie ou les ponctions vaginales dans les collections péri-utérines ou salpingiennes. Les interventions par voie abdominales donnent aussi un fort contingent des plaies uretérales près de la vessie avec les hystérectomies compliquées d'adhérences étendues, dans les annexites, le cancer, etc...

On les a notées aussi dans les extirpations de tumeurs incluses dans les ligaments larges.

Enfin il y a les plaies d'origine obstétricale, déchirures par le forceps maladroitement appliqué, ou nécrosé, à la suite de la compression longtemps prolongée de la région vésicale inférieure par les parties fœtales pendant les accouchements dystociques. Tous ces traumatismes s'exercent sur la région tout à fait inférieure de l'uretère.

Il y a a aussi parfois des plaies, arrachements ou déchirures, produites au cours d'un cathétérisme urétéral dans lequel la sonde urétérale, brutalement poussée devant un obstacle, perfore l'uretère, tout près de la vessie, précisément à l'endroit où l'uretère forme une sorte de coude avant son entrée dans le réservoir vésical.

Pour beaucoup de ces lésions, la guérison spontanée de la plaie urétérale ne se fait pas. Il persiste des fistules qui nécessitent la réparation de l'uretère.

Dans les plaies chirurgicales récentes de l'uretère, dont le chirurgien s'aperçoit au cours de l'intervention la blessure est directement sous les yeux dans le champ opératoire. Il faut alors immédiatement, faire la réparation nécessaire, d'autant plus qu'avec une technique rapide d'urétéro-cystostomie, l'intervention n'est pas allongée de beaucoup.

Si on laisse la fistule se faire, on risque plus tard d'anastomoser un uretère hypertrophié à parois malades.

III. — *Urétérocystostomie après résection volontaire de l'uretère au cours d'interventions pour cancer de l'utérus ou des annexes.*

Dans les chapitres qui précèdent, nous avons vu que l'urétérocystostomie a été pratiquée soit pour réparer une faute opératoire (plaie de l'uretère), soit pour réparer une lésion (fistule urétérale) due elle aussi soit à un accident opératoire, soit à un accouchement difficile. Il nous reste à voir maintenant le cas où cette opération a été faite à la suite d'une résection volontaire de l'uretère au cours du cancer de l'utérus.

Tout d'abord il semble que cette résection a été faite sans que le chirurgien y ait songé avant l'opération. Plus tard, au contraire, certains chirurgiens cherchant à exciser de plus en plus les infiltrations néoplasiques semblent avoir considéré cette résection de l'uretère comme un temps opératoire normal.

IV. — *Autres indications de l'urétérocystostomie*

Malformation congénitale de l'uretère. — Beaucoup d'entre elles ne présentent guère d'indications opératoires. Tels sont les cas d'uretère inférieur bifide ; d'abouchement anormal dans une vésicule séminale, dans le canal déférent, etc..., raretés pathologiques qui ne sont guère réparables chirurgicalement et qui sont du reste compatibles avec un bon fonctionnement de l'arbre urinaire supérieur.

Il n'en est pas de même pour certains retrécissements, valvules ou coudures dont un siège de prédilection est précisément le point où l'uretère sort de la paroi vésicale.

Quand le diagnostic a été établi par l'urologue (cathétérisme, cystoscopie, radiographie de l'uretère collargé, etc...), ces cas devront être traités chirurgicalement si l'obstacle créé par eux cause des accidents : hydronéphrose, crise de rétention rénale, etc...

Dans ce cas l'urétérocystostomie, devra être pratiquée selon la méthode indiquée, si une petite opération locale ne peut guérir la fistule. On peut avoir affaire à des rétrécissements acquis dont les causes sont extrêmement variées.

Les uns sont d'origine traumatique ancienne, ou produits par des calculs irréguliers ayant déchiré la muqueuse. D'autres sont d'origine inflammatoire consécutifs à des infections parties de la vessie même. Beaucoup de ces rétrécissements acquis ne sont pas justiciables d'une opération dirigée sur l'uretère lui-même, quand par exemple le rein est déjà très malade et est porteur d'une hydronéphrose ou d'une pyonéphrose. C'est alors sur le rein lui même qu'il faudra agir.

Dans certains cas cependant, quand les accidents ascendants ne sont pas déjà trop développés et qu'on peut espérer guérir le rein, on s'adressera au rétrécissement urétéral lui même et alors le plus souvent c'est au traitement de la spécialité, par la sonde à demeure ou l'urétérotomie interne qu'on traitera ces strictures.

Si cependant ces traitements ne donnent rien on devra s'adresser à des opérations véritables, la libération externe, l'urétérotomie externe, etc..., et si l'uretère est trop gravement atteint on pourra en faire la résection et pratiquer une urétérocystostomie.

Cette opération a été réalisée pour certains cas de sténose de l'uretère due à un calcul par exemple ; on peut agir de cette façon sur certaines hydronéphroses ou dans des cas exceptionnels de fistules urétérales dues à un processus ulcéreux (tuberculose ?) ou dans des cas rares de noyaux cancéreux de la partie inférieure de l'uretère.

Bazy et Deschamps ont apporté un cas de dilatation des uretères consécutives à de la paramétrite ancienne.

La malade dont il s'agit était venue à l'hôpital pour rétention d'urine. Elle y était morte subitement. A l'autopsie, on trouva les reins atrophiés, les uretères dilatés et tout autour une lésion inflammatoire du paramètre.

Les auteurs ont conclu de ce cas, que dans certaines anuries chez les malades ayant eu autrefois de la paramétrite et n'ayant pas de passé rénal, on sera autorisé à songer à ce diagnostic d'exception, et à pratiquer une urétérocystostomie.

Mais une indication précise et importante de l'urétérocystostomie est le cancer limité de la vessie comprenant plus ou moins l'abouchement urétéral.

Nous estimons, ayant en main une opération aussi simple au point de vue technique, aussi sûre au point de vue fonctionnel que l'on pourra sectionner et réséquer l'uretère terminal plus souvent qu'on ne le fait au cours des interventions pelviennes. En particulier nous n'hésiterons plus à pratiquer la résection d'un uretère trop difficile à disséquer ou trop envahi par un cancer du col, nous n'hésiterons plus à pratiquer la transplantation d'un uretère gênant pour fermer par le ventre ou la vessie une grosse fistule vésico-vaginale passant au ras de l'orifice urétéral.

Contre indications

L'urétérocystostomie ne peut toujours être pratiquée ; l'extensibilité de l'uretère a des limites et l'isolement de la portion supérieure ne doit pas dépasser une certaine longueur. Rappelons à ce sujet que d'après Sappey l'uretère a une longueur de 25 à 30 centimètres, suivant la place occupée par les reins, la taille du sujet et le mode de mensuration employé. Mesuré en place, au moyen d'un fil appliqué sur son trajet, il présente une longueur de 22 à 25 centimètres. Si on introduit une sonde dans le conduit, la longueur augmente de 2 à 3 centimètres ; car on redresse ainsi les flexuosités ; enfin complètement détaché, l'uretère présente une longueur encore augmentée de 2 à 3 centimètres à cause de son extensibilité. C'est sur ces notions de longueur que se base la possibilité de réséquer une portion de l'uretère ; si l'uretère est blessé trop haut on pourra d'abord tenter l'anastomose des deux bouts ; si elle n'est pas possible, on pourra tenter l'abouchement au rectum, au colon, à l'anse sipmoïde.

Nous rejetons l'abouchement à la plaie ou aux parois abdominales qui s'est fait à un moment donné avant l'urétérocystostomie.

Enfin, dans quelques cas rares, où le rein est malade, on peut être conduit à faire d'emblée la néphrectomie. Violet, Charlot, Albertin et Jambon ont préconisé dans ces cas, la ligature simple de l'uretère.

Boari et Casati ont proposé, dans les cas où la perte de substance serait assez considérable, de reconstituer le tiers inférieur de l'uretère, au moyen d'un lambeau pris sur la paroi antérieure de la vessie, qu'on replie sur lui même en forme de tube et dans lequel on implante la partie terminale de l'uretère sectionné.

Cet ingénieux procédé a été appliqué chez un chien, qui vivait quatre ans après l'opération.

D'Urso et Fabri ont réussi expérimentalement à remplacer une partie de l'uretère par un morceau de la trompe de Fallope ou par une anse intestinale exclue.

Nous croyons que ces procédés sont à rejeter

car ils sont compliqués. Si l'urétérocystostomie n'est pas possible dans de bonnes conditions nous donnerons la préférence à la ligature simple de l'uretère.

Enfin, si l'uretère n'a été que légèrement touché, il est facile de réparer la lésion par une simple suture des parois.

Résultats

Les résultats immédiats de l'urétérocystostomie ont été très discutés suivant les auteurs. Ainsi Fergusson, dans sa statistique générale, estime que la mortalité dans cette opération, est de 15 %. Kronig trouve 12 % de décès. Lutaud sur 100 observations relevées dans sa thèse ne signale que 10 morts et encore, en relisant bien les observations, l'auteur se demande si l'urétérocystostomie peut-être réellement incriminée comme cause de décès.

Si on ne considère que l'urétérocystostomie pour blessure de l'uretère, au cours des interventions longues et laborieuses la mortalité est très grande puisque Franz en 1906 en signale 5 sur 17 cas.

Les résultats éloignés étaient encore plus discutables car malgré le nombre d'observations données on n'en trouve que très peu où les malades aient été suivis un temps suffisant pour que les renseignements donnés soient absolument satisfaisants au point de vue de la perméabilité de l'uretère.

Dans sa thèse, Lutaud rapportant les deux observations de Ricard nous dit : « dans l'une d'elles la malade a été suivie trois ans: au bout de six mois la perméabilité était parfaite. Au bout d'un an elle n'existait plus. Plus tard, au cours de nombreux examens, on constata que l'uretère ne fonctionnait toujours pas. Récemment (mai 1907) à un dernier examen, le cathétérisme n'a pas été possible, nous avons vu sourdre un peu de liquide par l'uretère, mais d'une façon intermittente et nettement insuffisante. Ce résultat excellent pendant les premiers mois a été médiocre dans la suite. »

Dans le deuxième cas au bout de six mois le résultat est excellent.

Cette malade n'a pas été examinée dans la suite.

Jusqu'à présent les auteurs étaient restés très sceptiques sur les résultats éloignés de l'urétérocystostomie.

Si nous nous rapportons à nos observations, nous constatons que les résultats immédiats et les résultats éloignés sont excellents, puisque chez une de nos deux malades examinée, 7 mois après l'opération tout est normal et la perméabilité est parfaite. Nous pouvons donc affirmer que la question de la perméabilité de l'uretère est enfin élucidée, puisque les résultats fonctionnels à distance sont excellents.

Nous dirons pour terminer que l'utérocystostomie examinée suivant le procédé de M. le professeur Ducuing est une opération assez bénigne et nous proposons de substituer cette intervention très simple au point de vue technique, très sûre au point de vue fonctionnel, à l'opération délicate et relativement longue que représente l'implantation de l'uretère suivant les procédés précédemment décrits.

CONCLUSIONS

1° Dans les lésions de l'uretère portant sur les derniers centimètres de ce conduit, l'opération qui s'impose est l'urétérocystostomie ; l'anastomose urétéro-urétérale n'ayant donné que des échecs dans l'immense majorité des cas ;

2° Les procédés d'urétérocystostomie peuvent se classer en deux groupes : les procédés par suture directe et les procédés par boutons anastomotiques ;

3° Le procédé d'implantation directe conçu par notre maître, M. le professeur agrégé Ducuing, s'inspire de celui de Ricard mais en diffère par la simplicité et la rapidité de son exécution ;

4° Les résultats fonctionnels de cette opération sont parfaits comme le démontre nos observations ;

5° En dehors des indications d'urétérocystostomies dans les cas de section accidentelle de l'uretère, cette opération simple et rapide qu'est l'implantation de l'uretère dans la vessie, nous paraît devoir élargir les indications de la section ou de la résection des derniers centimètres de l'uretère dans les cas de fistule large vésico-vaginale, ou de cancer avancé du col de l'utérus ;

6° Par les résultats fonctionnels parfaits qu'il permet d'obtenir, ce procédé mérite d'entrer dans la pratique courante et nous ne croyons pas inutile de le faire connaître aux praticiens qui peuvent se trouver en mesure d'avoir à l'appliquer.

BIBLIOGRAPHIE

POGGI. — Riforma médica, n° 138.

DE PAOLI et BUSACHI. — Congrès Médical de Pavie, 1888.

BUDINGER. — Arch. f. Kl. Ch., 1894.

VAN HOOK. — Journal of the Am. med. Assoc., 1893.

BOARI. — Policlinico, vol. II, 1895.

KELLY. — Journal of American med. Assoc., 1900.

CHATELIN. — Société anatomique, 1903.

FRANZ. — Centralbl. gynak., 1903.

ALBARRAN. — Société de Chirurgie, 1902.

BAIGUE. — Fistules urétéro-vaginales ; leur traitement et en particulier l'urétéro-cysto-néostomie. Thèse Paris, 1895.

BALDY. — Blessure chirurgicale de l'uretère. American journal of Obstétries, 1896.

CHIAVENTONE. — Assoc. sanitaire, Milan, 1900.

WITZEL. — Urétérocystostomie extra-péritonéale. Centralbl. f. Chir., 1896.

BAZY et DESCHAMPS. — Société anatomique, mai 1900.

BOIS. — Anomalie d'abouchement de l'uretère. Société de chirurgie, 1893.

CATHELIN. — Sur un procédé rapide d'urétéro-cysto-néostomie. Société anatomique, 1903.

CASTAIGNE. — Gaz. des Hôp., octobre 1906.

P. DELBET. — Recherches de l'uretère par la voie sacrée. Société anatomique, 1891.

LE DENTU. — Tr. des aff. chirurgicales des reins et des uretères, 1889.

TUFFIER. — Suture expérimentale des uretères. Soc. anatomique, 1888 et 1er mars 1889.

MAYO. — Fistule urétéro-vaginale à la suite d'une hystérectomie vaginale. Implantation de l'uretère dans la vessie ; Méd. Record, 1894.

LEGUEU. — Société de Chirurgie, 5 juin 1906.

NEUMAN. — Fistule urétéro-cervicale d'origine obstétricale, urétéro-cysto-néostomie. Hygiea, 1902.

POZZI. — Observation de greffe de l'uretère dans la vessie (urétéro-néo-cystostomie) pour remédier à une blessure de ce canal au cours d'une laparotomie. *Annales des maladies des organes génito-urinaires*, mai 1895.

THIRY. — Abouchement de l'uretère dans la vessie. Ac. de Méd. de Belgique, 29 déc. 1894.

RICARD. — Semaine médicale, 1887.

LUTAUD. — Thèse médicale, Paris, 1907.

OÉCONOMOS. — Thèse médicale Montpellier, 1914.

DUCUING. — Deux expériences sur chiens d'implantation de l'uretère dans la vessie (Société de Chirurgie de Toulouse, 10 avril 1921).

Toulouse. — E.-H. GUITARD, imprimeur, libraire-éditeur, rue Ozenne, 7.

www.ingramcontent.com/pod-product-compliance
Ingram Content Group UK Ltd.
Pitfield, Milton Keynes, MK11 3LW, UK
UKHW021510260726
13993UKWH00004B/1625

9 782329 177670